AF494536

# RÉPONSE

## À UNE LETTRE DE M. LE PROFESSEUR VAN 'T HOFF

RELATIVE

à la composition

et aux propriétés alimentaires et hygiéniques

DU CACAO VAN HOUTEN

PAR

ARMAND GAUTIER

PROFESSEUR DE CHIMIE À LA FACULTÉ DE MÉDECINE DE PARIS
MEMBRE DE L'ACADÉMIE DES SCIENCES ET DE L'ACADÉMIE DE MÉDECINE

PARIS
IMPRIMERIE ET LIBRAIRIE CENTRALES DES CHEMINS DE FER
IMPRIMERIE CHAIX
SOCIÉTÉ ANONYME AU CAPITAL DE CINQ MILLIONS
Rue Bergère, 20
1893

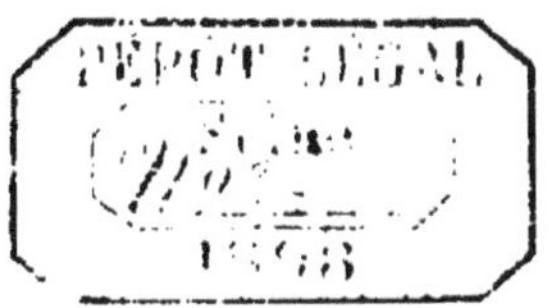



# RÉPONSE

## A UNE LETTRE DE M. LE PROFESSEUR VAN 'T HOFF

RELATIVE

**à la composition**
**et aux propriétés alimentaires et hygiéniques**
**DU CACAO VAN HOUTEN**

PAR

**ARMAND GAUTIER**

PROFESSEUR DE CHIMIE A LA FACULTÉ DE MÉDECINE DE PARIS
MEMBRE DE L'ACADÉMIE DES SCIENCES ET DE L'ACADÉMIE DE MÉDECINE



---

M. le Professeur de *Chimie physique* de l'Université d'Amsterdam, le célèbre chimiste hollandais Van 't Hoff, a écrit à M. Armand Gautier, membre de l'Académie des Sciences, Professeur de Chimie de la Faculté de Médecine de Paris, la lettre suivante à laquelle répond le présent travail que son auteur nous a autorisés à publier pour notre défense.

SCHEIKUNDIG
UNIVERSITEITS-LABORATORIUM
VAN
AMSTERDAM

Redactie van het
*Tijdschrift voor Physische Chemie.*

6 février 1893.

Mon cher Collègue,

Lorsque je vous écrivais ma lettre précédente, je n'étais pas encore saisi de la portée de la poursuite intentée contre la Maison Van Houten et Zoon.

Maintenant, mis au courant, la confiance que j'ai dans l'impartialité et dans l'autorité de votre opinion, d'une part, et dans la qualité du cacao en question, de l'autre, me portent à vous exprimer le désir de connaître vos vues à cet égard. Pour préciser, je ne saurais mieux faire que de vous poser, comme collègue, les questions posées aussi par le Juge d'instruction.

« Pensez-vous que, étant donnée la composition du Cacao Van Houten, telle qu'elle résulte de l'analyse de M. Riche, ce produit contienne des substances nuisibles à la santé?

» Croyez-vous que ce produit, tel qu'il est vendu, contienne des éléments nutritifs plus ou moins considérables que le produit naturel?

» Enfin, vous semble-t-il que les modifications apportées dans le cacao naturel par la préparation qu'on lui fait subir pour en faire le Cacao Van Houten, rendent oui ou non ce dernier produit plus facilement assimilable que ne serait le cacao naturel? »

Voici, mon cher collègue, avec toutes mes excuses, les questions auxquelles votre réponse aurait, pour moi, une valeur toute particulière.

Agréez l'expression de mes sentiments dévoués.

*Signé :* Van 't Hoff.

# RÉPONSE DE M. ARMAND GAUTIER

La composition et les propriétés alimentaires et hygiéniques du Cacao Van Houten ont déjà fait l'objet d'un très grand nombre de travaux de savants étrangers et français.

Ils sont presque tous favorables à cette préparation. C'est le produit d'une industrie hollandaise déjà ancienne (1828) constant ou presque constant de propriétés et de composition, d'où sa vogue croissante. Peu de produits industriels présentent ces garanties d'identité et d'invariabilité. Une analyse nouvelle de cette préparation n'était donc pas nécessaire, d'autant que M. le Professeur Van 't Hoff s'en référant aux termes mêmes de la Commission donnée à M. le Docteur Brouardel par M. le Juge d'instruction au Tribunal de première instance de la Seine, nous engage à prendre pour base de notre jugement les résultats analytiques exposés au rapport de M. Riche qui conclut à la falsification.

Sauf les constatations, nécessaires à notre jugement, qui pourraient ne pas avoir été faites par M. Riche et que nous ferons connaître plus loin, nous prendrons, en conséquence, pour base de notre réponse les faits exposés dans les deux rapports de ce très honorable et savant chimiste, à moins que ces faits ne soient incomplets ou contradictoires avec ceux observés, d'une part, par des savants tout aussi consciencieux et de haute valeur, qui dans cette affaire ont conclu en sens inverse : M. Vincent, professeur de Chimie Industrielle à l'École Centrale, et M Bardy, chef du Laboratoire des contributions indirectes, expert aux Tribunaux de la Seine, nous réservant seulement dans les rares cas où ces divers savants ne s'entendent pas sur les faits et constatations importantes de les vérifier et contrôler par nous-même.

Avant d'aborder successivement les trois questions principales visées par M. Van 't Hoff, qui sont celles-là même qui ont été posées à M. Brouardel par M. le Juge d'instruction Huet, nous essayerons de bien fixer le sens du mot *Cacao*. Pour n'avoir pas défini ce mot, ou l'avoir mal défini, il a régné dans les débats qu'ont soulevés cette affaire une obscurité relative fâcheuse.

---

## Question préliminaire.

*Que désigne-t-on sous le nom de Cacao?*

La définition précise de ce mot **Cacao** importe ici d'autant plus qu'on a dénié à la Maison Van Houten le droit d'appeler **Cacao Van Houten** le produit manufacturé de son industrie.

M. Riche dit, page 21 de son rapport imprimé :

« La matière naturelle connue sous ce nom (Cacao) de tout le monde, dans les pays civilisés, est l'amande du **Théobroma Cacao**, torréfiée pour séparer les principes inertes de la coque et du germe. »

Cette définition ne nous paraît pas acceptable, et pour appuyer notre opinion à cet égard, nous donnerons ici les définitions du mot **Cacao** d'après les auteurs français les plus autorisés :

« Le Cacao, dit le Professeur G. Guibourt *(Histoire naturelle des drogues simples, T. III, p. 646, Paris, 1869)* est la semence d'un arbre peu élevé de l'Amérique nommé **Théobroma Cacao** L. appartenant à la famille des Byttnériacées. »

« Le nom de Cacao, dit M. le Professeur J. Regnauld (*Traité de pharmacie*, T. I, p. 454, Paris, 1885) s'applique aux semences du Cacaoyer, **Théobroma Cacao**, arbre peu élevé cultivé dans diverses parties de l'Amérique centrale. »

« *L'amande du Cacaoyer ou le Cacao* est la base d'une préparation alimentaire fort nourrissante et suave qu'on nomme le *chocolat*, dit Girardin (*Leçons de chimie appliquée aux arts industriels*, T. III, p. 414, Paris, 1873). »

« On désigne sous le nom de *Cacao* la semence du **Théobroma Cacao** de la famille des Byttnériacées », écrit M. E. Grimaux, Professeur de chimie à l'École polytechnique *(Dictionnaire de chimie pure et appliquée de Wurtz).*

Si, au lieu de prendre la définition des savants spéciaux, on s'adresse aux dictionnaires de langue française qui reflètent *l'usage*, on arrive aux mêmes résultats :

*Le Dictionnaire de l'Académie* (F. Didot, Paris, 1878) dit : **Cacao**. s. m. sorte d'amande enfermée dans une capsule, et qui, étant rôtie, broyée et mise en pâte, fait le principal ingrédient de la composition appelée *chocolat*. Et plus loin : **Cacaoyer** (ou **Cacaotier**), arbre des îles qui produit le *Cacao*.

Littré *(Dictionnaire de la langue française)* écrit :

**Cacao** sorte d'amande renfermée dans une capsule et qui, rôtie et broyée, forme la base du *Chocolat*.

Et Bouillet (Dictionnaire universel) :

Cacao *(non indigène)*, graine du cacaoyer.

Ainsi *l'amande même du fruit du cacaoyer* constitue le *Cacao* d'après tous les auteurs ; elle ne devient *la base du Chocolat* qu'après avoir été rôtie et broyée. C'est alors non plus le *Cacao*, mais le *Cacao torréfié*. Encore pour être exact faudrait-il l'appeler *Cacao décortiqué, dégermé, torréfié*. C'est en un mot *un produit qui n'est plus naturel*, qui a subi diverses modifications suivant chaque fabricant, mais que pour abréger, et comme le fait M. Riche, on appelle quelquefois à tort *Cacao*, nom qui devrait dans chaque cas être suivi des qualificatifs indiquant les modifications principales subies par la substance naturelle, ou du nom du fabricant qui garantit telles ou telles méthodes de préparation ou qualités. C'est là ce qui a été fait pour son Cacao par la Maison Van Houten.

En adoptant comme marque spéciale, devenue leur propriété et garantissant l'identité de leur marchandise, les mots *Cacao Van Houten* on ne saurait certainement admettre qu'ils ont entendu désigner le produit naturel, *l'amande du cacaoyer* qui n'est pas comestible, mais un produit spécial, manufacturé par eux, modifié même dans quelques-unes de ses parties, pour le rendre comestible, plus agréable et plus assimilable.

On a dit *Cacao Van Houten* comme on dit *Vin de Madère, de Marsalla, de Xérès*... pour des vins alcoolisés ; *Lait concentré anglo-suisse* pour du lait privé d'eau et additionné, pour sa conservation, d'une forte proportion de sucre ; *Extrait de viande de Liebig* pour l'extrait des parties solubles de la viande *privées de leurs principes albuminoïdes coagulables* par la chaleur ; *Farine lactée Nestlé* pour une farine torréfiée additionnée de lait et de sucre ; enfin *tabac scaferlati* pour le produit vendu par l'État français provenant de la fermentation de la feuille de tabacs ordinaires *privée en partie notable de son principe actif essentiel*, la nicotine. Il serait facile de multiplier les exemples, nous ne citons ici que ceux qui sont de notoriété publique. Aucun de ces produits manufacturés ne répond exactement à la composition qu'indique son nom précis *de vin, de lait, de farine, d'extrait de viande, de tabac;* mais les qualificatifs qui suivent ces noms indiquent que ce sont là des produits spéciaux, manufacturés, qui ne sauraient être confondus avec les produits naturels, ni avec d'autres similaires (1).

Nous ne saurions donc être de l'avis de l'honorable M. Riche lorsqu'il conclut :

« *La préparation commerciale* débitée sous le nom de Cacao par la maison Van Houten est un produit factice. Elle ne doit pas être livrée au public avec cette désignation de Cacao, *parce qu'elle est tout à fait différente de la matière naturelle, connue sous ce nom de tout le monde, dans les pays civilisés, matière qui est l'amande de Théobroma Cacao torréfiée pour séparer les principes inertes de la coque et du germe.* »

Nous venons de voir que personne ne nomme *Cacao* l'amande du cacaoyer torréfiée et décortiquée, et que les mots de Cacao Van Houten ne peuvent avoir cette signification, mais indiquent un produit industriel modifié, pour le rendre comestible et assimilable, suivant les

---

(1) La définition de la falsification donnée par M. Riche, page 29 de son Rapport imprimé, est exacte *lorsqu'il s'agit de produits naturels* se consommant ou s'utilisant à l'état naturel. Elle ne l'est plus *pour les produits qui ne se consomment qu'après avoir été modifiés par l'art* et pour les préparations qui en dérivent.

usages de cette maison. Ceci dit sans préjudice d'examiner plus loin si les modifications que celle-ci fait subir au Cacao primitif en ont fait un produit loyal, marchand, sain, répondant aux vertus qui lui sont attribuées, en un mot doué des qualités et de la valeur que le public est en droit d'en attendre.

Après avoir ainsi bien posé et défini le problème qui nous occupe, nous répondrons maintenant plus facilement aux trois principales questions qui nous sont faites par M. VAN 'T HOFF.

### Première question.

*Étant donnée la composition du* CACAO VAN HOUTEN *telle qu'elle résulte des analyses de* M. RICHE, *ce produit contient-il des substances nuisibles à la santé?*

Des analyses de M. RICHE et des autres chimistes français ou étrangers qui ont examiné le CACAO VAN HOUTEN, il résulte :

1° Que ce produit contient tous les principes du Cacao torréfié, modifiés seulement dans leurs proportions relatives ;

2° Qu'il ne contient aucun principe autre que ceux que l'on rencontre dans les Cacaos naturels torréfiés (1) ;

3° Que la quantité des sels divers de potasse, calculée en potasse anhydre $K^2O$, est accrue dans le Cacao Van Houten de 2,74 pour 100 parties de ce Cacao.

Les résultats 1° et 2° ne sauraient conduire qu'à répondre par la négative à la première question ; nous y reviendrons plus loin à propos des deuxième et troisième

(1) C'est en ce sens qu'il faut entendre le mot *pur* employé sur les étiquettes pour indiquer que ce produit est pur de toute substance étrangère au Cacao ordinaire.

*Questions* relatives à la valeur alimentaire de cette préparation.

Nous examinerons ici seulement le point que vise la première question : l'augmentation des sels de potasse.

Dans 100 grammes de Cacao torréfié naturel, la potasse calculée d'après les sels de cette base restés après incinération, pèse 1 gr. 29. Elle est de 4 gr. 03 dans le même poids de Cacao Van Houten. Différence en plus pour 100 de ce Cacao 2 gr. 74 (p. 25 du Rapport Riche imprimé).

Nous avons trouvé, quant à nous, entre le poids des cendres de 100 grammes de Cacao Van Houten et de 100 grammes du même Cacao, avant tout traitement, une différence de 4 gr. 12. En admettant que cette différence fût tout entière due à l'introduction de potasse à l'état de carbonate dans le cacao Van Houten, il aurait reçu un supplément de 2 gr. 81 de potasse ($K^2O$) pour 100.

C'est presque le chiffre de M. Riche sur lequel nous raisonnerons, en lui concédant même que la différence existant entre le poids des cendres des deux cacaos est toute entière imputable à du carbonate de potasse.

Remarquons d'abord que cette potasse en excès trouvée dans les cendres, quelle que soit la forme sous laquelle elle a été introduite, n'existe dans le cacao Van Houten *ni à l'état de potasse caustique, ni même à l'état de carbonate*, quoiqu'il soit exact de dire, d'après mes expériences, confirmative de ce qui a été annoncé par M. Riche sur ce point contradictoire, que les cacaos Van Houten que j'ai essayés ont été trouvés légèrement alcalins (1).

(1) MM. Bardy et Vincent paraissent avoir toujours trouvé que les Cacaos Van Houten donnent une infusion neutre aux papiers de tournesol. Les deux échantillons que j'ai examinés étaient légèrement alcalins, comme ceux de M. Riche.

Pour m'assurer que la potasse n'existe dans le *Cacao Van Houten ni* a *l'état de carbonate de potasse, ni* a fortiori *à l'état de potasse caustique*, j'ai fait les expériences suivantes :

Une infusion faite à froid de 50 grammes de Van Houten dans 200 centimètres cubes d'eau a été filtrée. On a recueilli 100 centimètres cubes contenant des sels solubles de 25 grammes de cacao et on les a additionnés de sulfate de magnésie. Ce sel précipite, comme on le sait, les carbonates alcalins mais non les bi-carbonates.

Le carbonate de potasse, s'il existait dans la liqueur, devait être ainsi distingué du bi-carbonate. Mais l'addition du sel de magnésie n'a donné qu'un léger louche et ce n'est qu'au bout de plusieurs jours qu'on a pu recueillir ce très faible dépôt, qui d'ailleurs se forme, dans les mêmes conditions, dans les infusions de Cacao torréfié ordinaire. Après lavage, on a traité ce léger dépôt à chaud par l'acide sulfurique étendu. Il ne s'est pas dégagé trace d'acide carbonique. *Les carbonates alcalins n'ayant pas précipité de carbonate de magnésie n'existaient donc pas dans l'infusion du* Cacao Van Houten.

*Il n'y existait pas davantage de bi-carbonates alcalins.*

Voici le détail de l'expérience qui le démontre :

On a traité 50 grammes de Cacao Van Houten par 200 centimètres cubes d'eau et filtré. 100 centimètres cubes de la solution, contenant les parties solubles de 25 grammes de ce cacao, ont été introduits dans un ballon vide d'air contenant de l'acide sulfurique étendu, et portés à l'ébullition. Il s'est dégagé ainsi, grâce au vide, $0^{cc}8$ d'acide carbonique. D'autre part, 50 grammes du même cacao simplement débeurré, mais non traité au sel de potasse, ont été soumis au même traitement et les gaz dégagés en liqueur acide des parties solubles de 25 grammes ont été recueillis dans le vide.

Ils contenaient $0^{cc}6$ d'acide carbonique.

La différence de 2 *dixièmes de centimètre cubes* d'acide carbonique observée dans ces deux expériences comparatives, l'une faite avec le Cacao Van Houten complet, traité à la potasse, l'autre avec le même non traité, est de l'ordre des erreurs d'expérience.

Il ressort de ces constatations que le Cacao Van Houten *ne contient ni carbonates, ni bi-carbonates alcalins ou non alcalins*, car les acides n'en dégagent dans le vide que des traces d'acide carbonique que l'on peut extraire de toutes les infusions de matières végétales.

*Il n'y a donc certainement pas de carbonates alcalins dans le Cacao Van Houten;* et cela ne saurait être autrement.

En effet, l'infusion du Cacao torréfié naturel est *légèrement acide*, ainsi que M. Riche l'a reconnu; or, en admettant qu'un sel alcalin de potasse, en particulier du carbonate de potasse, fût ajouté au cacao, ce sel rencontrant les phosphates mono et bibasiques de chaux, très abondant dans ce fruit, les transformerait en phosphate tribasique *et passerait lui-même à l'état de phosphate bi ou tripotassique, alcalins aux papiers de tournesol.* C'est ce que montre l'équation :

$$12PO^4CaH + 6CO^3K^2 = 4(PO^4)^2Ca^3 + 4PO^4K^3 + 6CO^2 + 6H^2O.$$

A moins qu'on n'ajoutât une quantité trop grande de carbonate de potasse au cacao, ce sel serait donc tout entier transformé en phosphate de potasse. Je m'en suis assuré directement : *l'alcalinité légère du Cacao Van Houten, est due à du phosphate de potasse.*

De ces considérations et de ces constatations de faits, il

résulte que *nous n'avons pas trouvé de carbonate ni même de bi-carbonate de potasse, ni* a fortiori *de potasse caustique,* dans le Cacao Van Houten, et que la potasse introduite y existe partiellement à l'état de sels organiques, partiellement à l'état de phosphates, c'est-à-dire *dans l'état même où on la trouve dans le lait, le pain, la viande et la plupart de nos aliments usuels* (1).

On comprend dès lors combien les conclusions de M. Brouardel en particulier eussent été différentes si, au lieu de considérer suivant les rapports Riche qu'il était invité par M. le Juge d'instruction à prendre pour base de son jugement, que la potasse existe dans le Cacao Van Houten à l'état de carbonate de potasse ou même de potasse caustique, il eût su qu'elle *s'y trouve dans l'état même où elle est dans nos aliments les plus communs,* et s'il eût remarqué que, dans cet état, elle n'est absorbée qu'en proportions minimes, inoffensives, ainsi que nous allons le démontrer.

Des analyses de M. Riche il résulte que la consommation de 100 grammes de Cacao Van Houten en place de 100 grammes du même cacao non traité (2) introduisent

---

(1) C'est certainement un lapsus échappé à la plume de M. Riche lorsqu'il écrit en son second rapport, p. 4.

» Que représente cette matière ? (la matière minérale ajoutée). En très grande partie une substance non nutritive incontestablement ; de la potasse, qui est même restée en partie *à l'état caustique* avide d'humidité dans la poudre Van Houten. »

Nous venons de voir que non seulement la potasse n'y existe pas *à l'état caustique,* mais même sous la forme très innocente de bi-carbonate.

(2) On remarquera que 100 grammes de Cacao Van Houten répondent à 125 grammes du même non traité, et qu'en réalité l'excédent de potasse, pour une même quantité de parfums, de théobromine et d'albuminoïdes, répond seulement à 2 gr. 41 pour cent de Van Houten. Mais nous prenons le chiffre de M. Riche, quelque avantage qu'il donne à sa thèse.

dans l'économie un excédent de 2 gr. 74 de potasse. Un homme qui consomme une tasse de Van Houten, soit 6 grammes environ (1), prend donc un excédent de potasse de 0 gr. 164. S'il en consomme deux tasses par jour, cet exédent s'élèvera à 0 gr. 328.

Je raisonnerai sur cette dernière quantité, accordant à M. Riche et à M. Brouardel qu'il peut y avoir des personnes qui prennent en moyenne tous les jours deux tasses de Cacao Van Houten sans jamais se rassasier ni discontinuer. Ce qui doit être, on l'avouera, un cas assez rare.

Or, cette quantité de 0 gr. 328 de potasse est contenue, *sous la même forme*, c'est-à-dire à l'état de sels à acides organiques, de sulfate, chlorure ou phosphate de potasse dans les poids suivants de matières alimentaires usuelles :

75 grammes de pain de froment ordinaire,
84 grammes de pain de seigle,
180 grammes de riz,
60 grammes d'orge,
56 grammes de pommes de terre,
340 grammes de raisin frais,
93 grammes de viande fraîche de bœuf,
155 grammes de lait de vache,
218 centimètres cubes (ou moins de 1 quart de litre) de bouillon de bœuf,
375 centimètres cubes ou une demi-bouteille de bon vin de Bordeaux naturel.
220 centimètres cubes ou une chope de bière,
18 grammes de pain d'épice [2].
5 gr. 5 de mélasse. etc., etc.,

---

(1) C'est la quantité qui est contenue dans une cuillerée à café chargée autant qu'il est possible de poudre de Cacao Van Houten. Cette quantité est supérieure de 1 gramme à celle qui est recommandée par la maison Van Houten pour faire une tasse de cacao.

(2) On sait qu'à Paris, au moins, la mélasse y entre à la place du miel, pour près d'un tiers de son poids, et que cette mélasse contient 12 pour cent de matières minérales presque uniquement composées de sels de potasse.

Ainsi prendre deux tasses de cacao Van Houten (ce qui est déjà beaucoup dans une journée) ou ajouter à son alimentation chacune des substances alimentaires précédentes, et dans les proportions indiquées ci-dessus, introduit dans l'économie un même excédent de potasse et sous la même forme. Nous avouons que nous ajouterions, sans inquiétude, à notre régime journalier ce petit supplément de chacun des aliments usuels ci-dessus, et même que nous croirions ne nous exposer à aucune sorte de danger en les absorbant toutes à la fois dans un même repas.

Les sels de potasse font partie intégrante de tous nos tissus, de tous nos aliments, et quoiqu'il résulte des travaux de Cl. Bernard et Grandeau, de Kemmerich, Eulemburg, Bouchard, Laborde, Muller, etc., qu'à haute dose, 3 à 4 grammes par exemple par jour chez les chiens, et surtout pris sous forme d'extrait de viande, les sels de potasse soient loin d'être inoffensifs, qu'ils excitent les muscles et l'intestin et peuvent congestionner légèrement les reins (c'est là ce que j'expose dans mes ouvrages et dans mes cours publics), il est certain qu'à la dose supplémentaire de 0 gr. 2 à 0 gr. 4 par jour ces sels sont plutôt utiles que nuisibles. On voudra bien ne pas oublier, en effet, que les expériences de Cl. Bernard et Grandeau, qui ont établi la nocuité des sels de potasse, ont été faites *en injectant ces sels sous la peau* ou *directement dans les veines*; il en est de même de celles de M. Laborde et de toutes celles où M. Bouchard a essayé d'établir directement que le pouvoir toxique des urines était en partie dû aux sels de potasse. Or on sait d'autre part que les actions toxiques et médicamenteuses sont très différentes suivant que l'agent actif est introduit dans les veines ou dans l'estomac; on sait par exemple qu'on peut digérer impunément du venin de vipère ou du sous-azotate de bismuth, même à haute dose, tandis que quelques milligrammes du premier ou quelques décigrammes de sels de bismuth sont vénéneux et mortels si on les injecte sous la peau ou dans les veines, Nous n'absorbons pas les sels du cacao par injection intraveineuse, mais par l'estomac. Or toutes les observations relatives à la nocuité des sels de potasse ont été faites par injection intraveineuse de ces sels, ou par addition aux aliments de quantités de sels de potasse énormes, de 50 à 100 fois plus fortes que celles qui se trouvent dans une tasse de chocolat ou de cacao Van Houten (1).

Déterminer le degré de nocuité des sels de potasse, est donc une question de mesure, et la mesure naturelle est indiquée, d'une part, par les expériences physiologiques directes ; de l'autre, par la constatation de la dose moyenne de sels de cette base que nous ingérons journellement dans nos aliments les plus usuels, dose qui est de 5 à 8 grammes par jour ; enfin, par l'usage et l'instinct qui nous pousse à rechercher ces sels indispensables à nos tissus et à notre sang. Tous les peuples sont avides d'aliments potassiques, et, lorsqu'ils n'en ont pas en abondance, ils se procurent cet ingrédient nécessaire avec une constance et une sagacité souvent bien surprenantes. C'est ainsi que dans ses voyages en Afrique dans le Haut Oubangi et les régions qui avoisinent le lac Tchad, M. J. Dybowski vient

---

1. Sur 6 grammes de potasse à l'état de sels que nous prenons en moyenne tous les jours avec nos aliments nous en excrétons de 2 à 5 grammes par les urines ; le reste passe dans les excréments en quantité surabondante si la nourriture s'enrichit en sels de cette base. — C'est là, en partie, la raison de leur innocuité lorsqu'on les absorbe, même à la dose de 8 à 10 grammes et plus avec les aliments.

de découvrir des peuples sauvage qui, privés de sel marin, vont récolter les herbages de leurs fleuves et de leurs marais qu'ils incinèrent pour saupoudrer de leurs cendres, *presque uniquement composées de sels de potasse*, leurs aliments journaliers. Voici deux analyses de ces cendres:

| | Oubangi | Rivière Kemo |
|---|---|---|
| | — | — |
| Chlorure de potassium. . . . . | 67,98 | 64,26 |
| Sulfate de potasse. . . . . . . | 28,73 | 29,28 |
| Carbonate de potasse. . . . . . . | 1,17 | 4,26 |
| Matières insolubles . . . . . . . . . | 1,65 | 1,75 |
| | 99,53 | 99,55 |

et M. Dybowski (Comptes rendus de l'Académie des Sciences, t. CXVI, page 399, février 1893) à propos de ces observations et analyses ajoute :

« On en déduit également que ces sels de potassium, chlorure et sulfate, peuvent être impunément ingérés en quantité assez notable lorsque l'accoutumance s'établit.

» Peut-être même celle-ci n'est-elle pas nécessaire, car mes Sénégalais, alors que le chlorure de sodium vint à manquer, employaient le condiment indigène sans que j'aie eu à constater qu'il exerçât d'influence fâcheuse. ».

Ajouter à une alimentation moyenne contenant 6 gr. de potasse un supplément de 0 gr. 34 de cette base à l'état de sels neutres apportés par deux tasses de Cacao Van Houten, alors que les variations alimentaires normales sont de 3 grammes par jour, c'est-à-dire onze fois supérieures, et peuvent arriver facilement au quadruple, c'est absolument ne courir aucun risque, c'est rester bien en deça des limites de la prudence la plus exigeante.

Sur la *Première Question* nous conclurons donc :

*Il n'existe dans le* **Cacao Van Houten** *aucune substance* *nuisible à la santé et en particulier le léger supplément de sels de potasse qui résulte de sa fabrication spéciale ne peut jouer aucun rôle fâcheux, alors surtout que ces sels existent dans cette préparation dans le même état que dans nos aliments les plus usuels (1).*

### Deuxième Question.

*Croyez-vous que ce produit (le Cacao Van Houten), tel qu'il est vendu, contienne des aliments nutritifs plus ou moins considérables que le produit naturel?*

Avant de répondre directement à cette question, ainsi que nous le ferons tout à l'heure, il convient de se demander si le cacao torréfié doit être considéré comme un aliment proprement dit, comparable au pain, au lait, à la viande, etc.... ou bien comme un *tonique*, un *aliment d'épargne* comparable au café, au thé, à l'alcool, etc....

On nomme *alimentaires* les substances et principes dé-

(1) On a dit que l'addition au cacao des sels de potasse était l'analogue de l'introduction des mêmes sels dans les vins lorsqu'on les plâtre. Ceci est inexact : les deux pratiques ne sont pas comparables. Les vins plâtrés contiennent, non pas les sels de potasse des matières alimentaires usuelles, mais du sulfate de potasse qui se rencontre rarement dans les aliments et du sulfate acide de potasse qui n'y existe jamais. C'est *l'acidité minérale* de sulfate acide qui fatigue spécialement l'estomac et l'intestin. Toutefois, en 1888 (Séance du 10 juillet) **l'Académie de Médecine** a voté à l'unanimité la conclusion suivante : *la présence du sulfate de potasse dans le vin de commerce, quelle qu'en soit l'origine, ne doit être tolérée que jusqu'à la limite maximum de 2 grammes par litre.* Or 2 grammes de sulfate de potasse et 3 grammes de tartre par litre de vin représentent en tout 1 gr. 07 de potasse $K^2O$. Voilà ce que l'Académie concède *à l'unanimité* comme tolérance pour une boisson journalière, et ce que les Chambres ont sanctionné par la loi. Dès lors comment serait-il possible de ne pas accepter 0 gr. 34 de potasse par jour dans le cacao, alors surtout que cette base est, dans ce dernier cas, à l'état de *sels neutres alimentaires* et non plus de *sels minéraux acides* comme dans les vins plâtrés tolérés *par l'Académie* et contenant 1 gr. 7 de potasse par litre ! MM. Riche et Brouardel ont voté ces conclusions.

finis naturels, propres à reconstituer nos tissus au fur et à mesure de leur déchéance ou à nous fournir de la chaleur par leur destruction dans l'économie.

Parmi les produits que l'on ingère à la façon des aliments habituels, il existe un groupe naturel de substances que l'homme, civilisé ou sauvage, a toujours recherché, sans que celles-ci lui apportent un supplément sensible de principes qui puissent servir directement à restaurer ses tissus ou à lui fournir de la chaleur. Ce sont le *thé*, le *café*, le *cacao*, le *maté* et quelques autres produits naturels qui présentent tous les caractères communs suivants :

1° On ne les consomme jamais à l'état naturel, mais seulement en infusions, après que ces produits ont été modifiés par l'action de la chaleur ;

2° Tous sont très riches en matières astringentes et toniques ;

3° Tous développent par la chaleur un parfum spécial très agréable qui excite les voies digestives ;

4° Tous contiennent un ou plusieurs alcaloïdes, communs ou très voisins de composition, la caféine ou la théobromine, aptes à tonifier la fibre musculaire et le cœur, tout en modérant sensiblement la désassimilation.

C'est surtout *l'excitation* et la *résistance à la fatigue musculaire et cérébrale* que développent ces parfums et ces alcaloïdes spécifiques, que l'homme recherche dans ces *pseudo-aliments*, et quoiqu'ils contiennent tous, en petite quantité il est vrai, des principes nutritifs assimilables, on ne saurait regarder ceux-ci comme la cause véritable de cette singulière recherche que l'homme a toujours faite de ces produits. La raison de leur vogue universelle est dans ce précieux pouvoir qui consiste à épargner les échanges nutritifs et la chaleur animale, à tonifier le muscle, à nous faire mieux résister à la fatigue musculaire et nerveuse.

Ces effets favorables sont dus surtout (comme les recherches de tous les physiologistes l'ont démontré) aux parfums et aux alcaloïdes développés ou contenus dans ces substances. Or, ces parfums et ces alcaloïdes ne s'assimilent pas, ils ne se brûlent même pas en quantité sensible dans l'économie ; et quoique le café, le thé, le cacao torréfié, contiennent quelques principes ternaires et quaternaires assimilables, on doit regarder leurs infusions surtout comme des *aliments d'épargne*, des *excitants spécifiques*.

Toutefois, le cacao contient 50 pour cent de son poids de beurre et 20 pour cent environ de matières albuminoïdes; il mérite donc d'être aussi examiné au point de vue de son pouvoir alimentaire propre.

Considéré comme aliment proprement dit, reconstitutif des tissus, le cacao torréfié, autant par sa composition qu'en raison des doses minimes auxquelles on le consomme, est un aliment très incomplet, très pauvre, très insuffisant.

C'est l'avis de tout le monde. M. Riche dit, p. 18 de son rapport imprimé : « Un aliment est complet quand il renferme des matières sucrées, albuminoïdes et grasses. Le cacao renferme abondamment les corps gras, et contient en proportion moindre les albuminoïdes, il est privé de sucre. . . . . . . . . . . . . . .

» . . . *En résumé, le cacao est un aliment nul au point de vue des principes sucrés, imparfait à celui des albuminoïdes, excellent s'il s'agit des matières grasses.* »

Plaçons-nous donc au point de vue de M. Riche,

voyons ce que cet *aliment* peut ajouter à notre ration journalière moyenne, et comparons à ce point de vue le Cacao torréfié ordinaire et le Cacao Van Houten.

Leur composition centésimale moyenne en principes nutritifs est la suivante :

| | Cacao torréfié ordinaire. | Cacao Van Houten. |
|---|---|---|
| | — | — |
| Albuminoïdes. . . . . . . . . . . . . . | 20 | 25 |
| Graisses . . . . . . . . . . . . . . . . | 50 | 30 |
| Amidons et sucres . . . . . . . . . . . | 10 | 12,5 |

Nous prouverons tout à l'heure que les principes du Cacao Van Houten, en particulier les albuminoïdes, ***n'ont pas subi d'opération plus particulière que dans le cacao simplement torréfié.***

Il suit de ces nombres que si l'on prend deux tasses de Cacao Van Houten, soit 12 grammes, ou le même poids de cacao torréfié naturel non débeurré, on ajoute à son alimentation journalière :

| | 12 grammes de cacao torréfié ordinaire | 12 grammes de cacao Van Houten |
|---|---|---|
| | — | — |
| Albuminoïdes. . . . . . . | $2^{gr},40$ | 3 grammes. |
| Graisses . . . . . . . . . . | $6^{gr}$, » | $4^{gr},32$ |
| Amidons et sucres. . . . . | $1^{gr},20$ | $1^{gr},50$ |

en ne tenant pas compte, pour le moment, des principes les plus actifs : parfums et alcaloïdes.

Remarquons que d'après les moyennes que j'ai établies sur une très grande échelle (1), l'alimentation *jour-*

(1) J'ai donné, entre autres, dans mon *Cours de Chimie*, t. III, p. 795, le relevé de l'alimentation moyenne des habitants de Paris, femmes, enfants et vieillards compris, calculé d'après les entrées annuelles des octrois de Paris au cours des dix dernières années.

*nalière* nous fournit, dans notre pays, les quantités suivantes des principes alimentaires fondamentaux suivants :

| | Alimentation par jour d'un homme au repos | | Alimentation par jour d'un homme au travail | |
|---|---|---|---|---|
| Albuminoïdes. . . . . . | 108 | grammes. | 150 | grammes. |
| Graisses . . . . . . . . | 49 | — | 60 | — |
| Amidons et sucres. . . | 403 | — | 563 | — |

Par jour, l'alimentation moyenne, *repos et travail*, fournit donc à chaque individu d'une grande ville comme Paris :

| | | |
|---|---|---|
| Albuminoïdes. . . . . . . . . . . | 129 | grammes. |
| Graisses . . . . . . . . . . . . | 54gr,5 | |
| Amidons et sucres. . . . . . . . | 483 | — |
| Total. . | 666gr,5 | |

Douze grammes de *cacao torréfié ordinaire* ajoutent à cette alimentation :

| | | | | | | |
|---|---|---|---|---|---|---|
| à 129gr, » | d'albuminoïdes secs . | 2gr,40; | soit | 1 | partie sur | 54 |
| à 54gr,5 | de graisses . . . . . | 6gr. | — | 1 | — | 9 |
| à 483gr. | d'amidons et sucres . | 1gr,2 | — | 1 | — | 402 |

Douze grammes de *Cacao Van Houten* (ou deux tasses de ce cacao) ajoutent à notre alimentation :

| | | | | | | |
|---|---|---|---|---|---|---|
| à 129gr. | d'albuminoïdes secs . | 3gr, »; | soit | 1 | partie sur | 43 |
| à 54gr,5 | de graisses . . . . . | 4gr,32 | — | 1 | — | 12 |
| à 483gr. | d'admidons et sucres. | 1gr,50 | — | 1 | — | 322 |

On voit que dans l'un comme dans l'autre cas, nous ne bénéficions en absorbant 12 grammes de cacao ou deux tasses que de la quantité à peu près insignifiante de 1 partie d'abuminoïdes sur 54 (cacao ordinaire), 1 sur 43 (cacao Van Houten), et d'une trace d'amidon et de sucre; les corps gras seuls ont augmenté sensiblement.

Toutefois, puisqu'elle a été faite *approximativement*, nous pouvons faire ici *rigoureusement* la comparaison de ce dont nous bénéficions suivant que nous prenons la même quantité, 12 grammes de l'un ou de l'autre cacao.

Les différences sont les suivantes :

| | Matières nutritives de 12 grammes de cacao torréfié ordinaire | Matières nutritives de 12 grammes de cacao Van Houten | DIFFÉRENCES |
|---|---|---|---|
| | — | — | — |
| Albuminoïdes . . | 2gr,40 | 3gr, » | en plus 0gr,60 |
| Graisses. . . . . . | 6gr, » | 4gr,32 | en moins 1gr,68 |
| Amidons et sucres . | 1gr,20 | 1gr,50 | en plus 0gr,30 |

On voit que la perte et le gain des principes nutritifs dus à la substitution du Van Houten au cacao ordinaire s'équivalent presque (0 gr. 78 en plus dans le cas du cacao torréfié ordinaire) et que si, en prenant 12 grammes de Van Houten en place de 12 grammes de cacao ordinaire, il y a perte de 1 gr. 68 de graisse, il y a gain de 0 gr. 90 des autres principes, gain dans lequel entre 0 gr. 60 de matières albuminoïdes, *les plus précieuses de toutes pour la reconstitution des tissus*, en place de 1 gr. 68 de graisses que nous recevons, en général, trop abondamment par notre alimentation.

En admettant, ce qui n'est pas, que les gains en subtances albuminoïdes ne compensent que leur même poids de graisse, que vaut cette différence de 0 gr. 78 vis-à-vis des 666 grammes qui entrent dans notre alimentation de tous les jours? En concédant ainsi à M. Riche tout ce qu'il est possible relativement à la valeur des graisses, on voit, en définitive, qu'en substituant 12 grammes de cacao torréfié ordinaire à 12 grammes de cacao Van Houten (soit deux tasses), on ferait bénéficier le consommateur de 0 gr. 78 de graisses ou de trois quarts de gramme de matières nutritives sur 666 grammes. On donne à cet homme pour le réconforter 666 gr. 78 d'aliments réels au lieu de 666 grammes! La différence est insensible.

Encore ce minime avantage apparent est-il dû à un excès de graisse végétale existant dans le cacao torréfié naturel, graisse si peu digestible pour la plupart des estomacs, qu'on a été obligé pour faire entrer le cacao dans la consommation courante, ou de masquer son énorme proportion de beurre par addition de sucre, ou même d'amidon, comme on le fait en Angleterre, ce qui constitue le *chocolat*, ou d'enlever partiellement la graisse comme le font aujourd'hui un très grand nombre de fabricants français ou étrangers.

S'il fallait montrer par d'autres preuves la difficile digestibilité de cette graisse végétale lorsqu'elle est prise en trop grande proportion, je rappellerais que, durant le siège de Paris, on a essayé de substituer à la graisse et au beurre qui faisaient défaut, le beurre de cacao qu'on avait en provision et en quantité, et que, malgré tous les efforts faits pour le répandre, il fut impossible d'y habituer la population, qui préféra préparer ses aliments avec des graisses industrielles d'un goût détestable, d'origine et d'aspect répugnants, mais qu'elle trouvait de plus facile digestion (1).

---

(1) Au point de vue des principes et de la logique, il ne nous paraît pas équitable de comparer le débeurrage du cacao à l'écrémage du lait. Le cacao, en effet, contient 50 pour cent de beurre, c'est-à-dire un excès plus grand de corps gras que n'en contient aucun autre aliment, sauf la graisse et le beurre. Le lait de vache, au contraire, ne contient en moyenne que 4 pour cent de beurre. Enlever au lait par l'écrémage 2 ou 3 parties de

Sur le point spécial de la valeur alimentaire relative des cacaos torréfiés ordinaires et du **Cacao Van Houten,** M. Riche conclut ainsi (p. 31 de son Rapport imprimé) : « 100 parties de cacao naturel renfermant 50 parties du principe nutritif, le beurre, la fabrique hollandaise soustrait 20 parties de ce principe, et alors le cinquième du poids du cacao ainsi enlevé se trouve remplacé par de l'amidon et du bois en poudre, par des matières tannantes et albuminoïdes *altérées*, par de la potasse inutile ».

Nous venons de voir, en nous fondant non plus sur une appréciation qualitative vague, mais sur des chiffres exacts, ce qu'il faut penser de l'apauvrissement en graisse du cacao Van Houten, appauvrissement que nous avons montré *être compensé à peu près exactement par des principes alimentaires composés surtout d'albuminoïdes essentiellement azotés et nutritifs*, par une véritable chair végétale et non par *du bois et des corps inertes.*

Mais M. Riche admet que cette compensation est illusoire, *parce que ces principes albuminoïdes ont été altérés,* grâce à l'addition des sels de potasse, du *carbonate de potasse,* suivant lui ; de sorte que dans le Cacao Van Houten ces principes *ayant perdu de l'azote,* n'auraient plus

cette substance sur 4, c'est réduire à la moitié ou au quart un principe dont le lait ne contient que fort peu et que la nature y a mise en proportion telle qu'elle a fait du lait un aliment parfait et complet. Écrémer du lait, c'est *dénaturer une substance naturelle* parfaite dans ses proportions. Enlever 20 de beurre sur 50 au cacao torréfié, comme on vient de le démontrer, insignifiant au point de vue de la puissance alimentaire du produit définitif, c'est transformer une substance *déjà transformée par l'art*, car la torréfaction qui en modifie les principes est nécessaire pour la rendre comestible. C'est rapprocher et non éloigner comme pour le lait, la composition de cette substance de celle des aliments parfaits dans lesquels les proportions d'albuminoïdes, de graisses et de sucre sont normales. C'est enlever une partie d'une substance qui existe dans le cacao naturel en énorme excès; c'est rendre le cacao plus digestible. Rien de pareil dans l'écrémage du lait.

la valeur alimentaire qu'ils possédaient dans le Cacao simplement torréfié, et que dès lors, la compensation entre la perte de beurre et le gain d'albuminoïdes ne s'établit plus.

Il nous reste à montrer que sur ce point important les faits contredisent entièrement M. Riche.

Il n'a pas extrait ces principes albuminoïdes *altérés* dont il parle; il n'a même pas fait la preuve de l'appauvrissement du Cacao Van Houten en azote. Il a torréfié dans un moulin à café (en ne dépassant pas, dit-il, 120° à 130° au maximum), le cacao ordinaire avec trois pour cent de son poids de carbonate de potasse, et il a conclu du dégagement de quelques vapeurs ammoniacales qu'il a observées dans ces conditions, à la décomposition des albuminoïdes du Cacao.

Nous allons montrer : 1° que le Cacao Van Houten n'a pas perdu d'azote; 2° que le cacao torréfié en se plaçant dans les conditions exactes du procédé de M. Riche n'en perd pas davantage; 3° que le procédé de fabrication de M. Riche ne paraît pas être celui de la Maison hollandaise.

1° *Le Cacao Van Houten n'a pas perdu d'azote.*

Nous nous sommes procuré : 1° un échantillon de cacao torréfié non traité à la potasse mais débeurré de 20 pour cent qu'emploie pour sa fabrication la maison Van Houten, et 2° un échantillon du même cacao transformé en Van Houten (1). Pour nous assurer de l'identité des deux cacaos ainsi débeurrés partiellement, l'un *non traité*, *l'autre traité*, nous avons dosé dans leurs poudres l'eau,

(1) Ces échantillons ont été fournis par MM. Reyre, fournisseurs à Paris de la maison Van Houten, sans qu'aucune explication ait été donnée, sur l'usage auquel nous destinions ces échantillons.

les graisses, les cendres totales et l'alcalinité de ces cendres.

| | Cacao Van Houten complet. | Le même simplement débeurré. |
|---|---|---|
| | — | — |
| Eau | 3,85 | 4,60 (1) |
| Graisses | 28,75 | 28,67 |
| Cendres | 9,26 | 6,20 |
| Alcalinité des cendres exprimée en carbonate de potasse | 2,06 | 0,336 |

On voit que sauf un peu plus d'humidité dans l'échantillon n° 2, on a bien à faire au même cacao, qu'ils contiennent l'un et l'autre presque exactement le même poids de beurre mais que les matières minérales du premier ont été augmentées de 3,20 pour cent par la fabrication, et l'on constate que ces matières ont rendu les cendres fortement alcalines.

Ces deux échantillons ainsi comparés, l'un *traité*, l'autre *non traité* par le procédé **Van Houten**, nous les avons soumis à une analyse très soignée d'azote par la méthode de Dumas. Nous avons trouvé pour 100 parties séchées exactement à 120°

| | Cacao Van Houten complet. | Même Cacao simplement débeurré de 20 p. Ct. |
|---|---|---|
| | — | — |
| Azote total | 4,73 | 4,92 |

Le premier ayant reçu une addition de 3,20 de matières minérales, si l'on calcule le tant pour cent d'azote ces matières minérales étant soustraites, on trouve pour cent :

| | Cacao Van Houten calculé avec 0,336 de cendres. | Cacao Van Houten débeurré de 20 p. Ct. avec 0,336 de cendres. |
|---|---|---|
| | — | — |
| Azote total | 4,89 | 4,92 |

Il suit de cette constatation que la fabrication du Cacao

(1) Cet échantillon était resté ouvert pour son examen et avait attiré un peu d'humidité atmosphérique.

Van Houten *ne lui fait pas perdre d'azote;* par conséquent, tous les arguments de M. Riche relatifs à l'altération des matières albuminoïdes, arguments fondés sur cette perte d'azote à l'état ammoniacal, tombent devant cette importante constatation (1).

Nous disions plus haut que M. Riche, tout en affirmant que, durant la préparation, les principes albuminoïdes du Cacao Van Houten étaient en partie détruits ou altérés, n'en avait pas donné la preuve directe par ses dosages. Or, les dosages des albuminoïdes ont été faits par M. Vincent. Il a trouvé :

*Albuminoïdes pour 100 de cacao.*

| | | |
|---|---|---|
| Cacao transformé en Van Houten. . . . . . | 17,34 | 16,76 |
| Le même cacao simplement grillé non traité. | 12,00 | 11,49 |

Les principes albuminoïdes sont donc très sensiblement augmentés dans le Cacao Van Houten ; ils ne sont pas altérés ; ils ne perdent pas d'azote.

Nous essayerons de montrer tout à l'heure comment l'excellent et consciencieux chimiste que nous avons le regret de combattre, M. Riche, a pu se tromper en se confiant, sur ce point capital, à une expérience qualitative et non quantitative. Mais, pour ne pas obscurcir le raisonnement, continuons notre démonstration :

2° *Le cacao fait par le* **procédé de M. Riche** *ne perd pas d'azote.*

Du cacao Guayaquil, torréfié et concassé du commerce,

(1) Elle confirme celle de M. Vincent qui établit dans son Rapport, p. 9, que l'azote total du Cacao naturel grillé et privé de 20 pour cent de beurre est en proportion égale dans ce même cacao transformé en Van Houten. Les dosages de M. Vincent ont été faits par la méthode de Will et Varentrapp qui donne généralement des résultats plus faibles que celle de Dumas que j'ai employée.

a été sans autre traitement pulvérisé et tamisé aussi fin que possible. On l'a divisé en deux parts : l'une a été additionnée de un cinquième de son poids d'eau ; l'autre, de la même quantité d'eau contenant par rapport au poids du cacao, 3 0/0 de carbonate de potasse pur et sec ; on a bien malaxé les deux échantillons, puis on les a portés à l'étuve et séchés exactement 2 h. 30 à 125°-130°, sans dépasser cette température. On a ensuite dosé exactement l'azote par le procédé de Dumas. Les résultats ont été les suivants, calculés pour cent parties des deux matières bien sèches et déduction faite, pour la première, de la substance minérale ajoutée.

| | Cacao torréfié traité par 3 0/0 de carbonate de potasse | Cacao torréfié non traité par le carbonate de potasse |
|---|---|---|
| Azote . . . . . . . . . | 3,63 | 3,54 |

Il s'ensuit que le cacao torréfié, traité par 3 0/0 de potasse et porté à 120°-130° (procédé de M. Riche) *ne perd pas d'azote sensiblement.*

« Quand on torréfie, dit M. Riche (p. 23 de son rapport imprimé), le même cacao avec 2 à 3 0/0 de carbonate de potasse en présence de l'eau, ou même à sec, il commence à se dégager des vapeurs ammoniacales abondantes dès les premières buées, et ce dégagement continue jusqu'à la plus haute température. Les vapeurs alcalines proviennent, partiellement au moins, de la décomposition des principes organiques eux-mêmes, et les matières albuminoïdes alimentaires qui peuvent exister dans le cacao, *doivent être fortement altérées.* »

Je ne doute pas que dans les essais de M. Riche, il se soit dégagé des vapeurs *fortement ammoniacales*, que par suite *l'azote ait été perdu* et les matières albuminoïdes fortement altérées; mais on remarquera que M. Riche lui-même observe (p. 15 de son rapport imprimé), que « la torréfaction du cacao se fait à une température beaucoup plus basse que celle du café; elle a lieu vers 130° au maximum... » Quant aux expériences de torréfaction avec les alcalis en présence de l'eau, elles n'ont pas atteint, dit-il, plus de 120° *dans la masse.* »

Mais, d'autre part, l'honorable chimiste nous apprend (p. 7), qu'il a préparé son cacao torréfié au carbonate de la façon suivante :

« Le cacao torréfié à la manière ordinaire, décortiqué et concassé, était chauffé dans un brûloir à café, seul d'abord ; puis, *lorsque la température paraissait suffisamment élevée*, on y ajoutait par portions le carbonate de potasse, ou le mélange de ce sel avec l'acide tartrique dissous dans le moins d'eau possible, et l'on continuait à tourner la matière sur le feu, jusqu'à ce que la mixture parut homogène et avant qu'il se dégageât des vapeurs trop piquantes. »

Dans cette opération, comme on le voit, la température atteinte n'était pas mesurée exactement, on essayait de la modérer lorsqu'elle *paraissait suffisamment élevée*, et le dégagement des vapeurs ammoniacales observées par M. Riche prouve que sur certains points au moins, sur ceux en particulier qui étaient directement en rapport avec le métal du brûloir fortement chauffé, cette température dépassait considérablement les 130° que M. Riche considère avec raison comme un maximum qu'il ne convient pas de dépasser.

C'est cette expérience imparfaite qui lui a fait penser que les matières albuminoïdes s'altéraient dans la torréfaction en présence du carbonate, observation inexacte, car nous avons vu que l'azote ne se dégage pas à l'état ammoniacal ou à tout autre état, et que les matières albuminoïdes augmentent de poids dans le Cacao Van Houten, pourvu qu'on ne dépasse pas 125°-130°.

3° *Le procédé au carbonate de M. Riche ne paraît pas être celui qu'applique la maison Van Houten.*

Après ce que nous venons de dire sur la non-altération des albuminoïdes du cacao, même par le procédé de M. Riche, soigneusement appliqué dans des étuves à température constante, la démonstration de la troisième proposition perd son intérêt en très grande partie.

Mais M. Riche a tant insisté dans son rapport sur l'analogie, sinon l'identité de son procédé avec celui de Van Houten, que nous répondrons ici quelques mots sur ce point.

Nous ferons observer d'abord qu'on ne trouve point de carbonate de potasse, ni même de bi-carbonate dans le Cacao Van Houten. (Voir p. 9 de ce rapport.)

D'autre part, M. Riche a trouvé pour cent parties de cacaos torréfiés :

| | Extrait alcoolique | Sucre résultant de la saccharification par les acides | Soude Na2O |
|---|---|---|---|
| | — | — | — |
| Cacao procédé Riche. . . . . | **20,0** | **15,10** | **0,93** |
| Cacao Van Houten . . . . . | **23,8** | **12,50** | **0,55** |
| Cacao torréfié naturel. . . . | 23,4 | 16 | » |

On voit que les nombres relatifs à chacune de ces substances ne concordent pas, que le cacao primitif a été autrement transformé par le procédé Riche que par le procédé Van Houten, et que par conséquent ces deux procédés ne peuvent être les mêmes, ne donnant pas des résultats semblables.

Du reste, M. Riche le reconnaît lui-même indirectement

(p. 7 de son rapport imprimé), il écrit : « Avec le carbonate neutre de potasse, le cacao *m'a paru* modifié d'une façon analogue à celle qu'on observe dans le *Cacao Van Houten ;* cependant, j'ai obtenu des résultats *plus voisins encore* au point de vue de la couleur, de la conservation de l'arome, en ajoutant au carbonate neutre de potasse une petite quantité d'acide tartrique. Quoique celle-ci soit très inférieure à celle qui saturerait l'alcali, le parfum, la couleur se rapprochent de ceux du *Cacao Van Houten*, surtout *en y ajoutant de la fève Tonka, du benjoin et d'autres aromates.*

*4° Le cacao doit être considéré avant tout comme un excitant, un aliment d'épargne.*

Nous venons de nous placer strictement au point de vue où s'est placé M. Riche : le *cacao considéré uniquement comme matière alimentaire.* Mais nous avons vu plus haut (p. 16) que cet ingrédient doit être considéré en lui-même (1) surtout comme un *excitant* et un *aliment d'épargne.* M. Riche lui-même ne nie pas que le *Cacao Van Houten* soit plus parfumé que le cacao torréfié ordinaire et plus riche en cet alcaloïde excitant qui lui est propre, la théobromine. MM. Bardy et Vincent ont dosé la théobromine, chacun de leur côté, dans ces cacaos, et leurs résultats concordent :

| | Théobromine pour 100 parties de Cacao. | | |
|---|---|---|---|
| | Cacao Van Houten. | | Cacao ordinaire grillé. |
| Vincent . . . . . . | 2,15 | 1,96 | 1,56 |
| Bardy . . . . . . . | 2,01 | 1,85 | 1,28 |

L'enrichissement en ce principe très actif est donc en

(1) Nous ne parlons pas ici du chocolat qui a reçu une quantité considérable du sucre et qui devient ainsi un aliment.

moyenne, pour le Cacao Van Houten comparé au Cacao ordinaire grillé, de 35 pour 100. Au point de vue des qualités essentielles qui font surtout rechercher le Cacao, la valeur et l'activité du Van Houten sont donc très sensiblement augmentées par la préparation qu'on lui a fait subir.

Nous ne saurions donc être de l'avis de M. BROUARDEL lorsque répondant à la *deuxième Question* il conclut: « les éléments nutritifs contenus dans le *Cacao Van Houten* sont diminués dans une proportion assez notable ». Nous avons vu que, même en considérant le Cacao comme un pur aliment, les pertes de beurre dans le Cacao Van Houten sont très approximativement compensées par le gain en principes albuminoïdes plastiques qui de 11,5 pour le Cacao ordinaire s'élèvent à 17,3 dans le Cacao Van Houten, et par les substances ternaires assimilables qui augmentent en même proportion. Si donc il est vrai que les éléménts nutritifs de la nature des graisses sont diminués, les éléments nutritifs azotés sont augmentés, et ceux-ci sont, on le sait, les plus précieux des principes alimentaires. Enfin, les matières essentielles qui font rechercher le Cacao comme aliment d'épargne, en particulier la *théobromine*, y sont augmentés de plus d'un tiers.

Sur la **deuxième Question** nous conclurons donc:

*La Cacao Van Houten contient à poids égal des éléments nutritifs sensiblement égaux au cacao naturel torréfié, mais les principes essentiels de son activité spécifique, les parfums et les alcaloïdes, y sont notablement accrus.*

### Troisième Question.

*Les modifications apportées dans le Cacao naturel par la préparation qu'on lui fait subir pour en faire du Cacao Van Houten rendent-ils ou non ce dernier produit plus facilement assimilable que ne le serait le Cacao naturel?*

Nous avons vu que les principes alimentaires du cacao naturel torréfié ne sont pas altérés dans le Cacao Van Houten. La **troisième Question** vise non plus la quantité et la nature, mais l'assimilabilité plus ou moins grande de ces principes.

*A priori*, ceux-ci n'ayant pas varié de composition, leur assimilabilité reste la même. Mais cette troisième question fait en même temps allusion, sans doute, aux qualités (virtuellement promises sur les étiquettes du produit et par les réclames de la Maison) indiquées par ce mot *soluble*.

Oui, dans le Cacao Van Houten quelques-uns des principes alimentaires sont rendus plus solubles, grâce à l'addition du sel de potasse. Le poids des principes que l'eau enlève à ce cacao est plus grand que celui qu'elle enlève à la même quantité de cacao ordinaire torréfié. M. Riche le reconnaît (p. 15 de son Rapport imprimé) où il dit : « En conséquence, l'extrait dans l'alcool concentré est beaucoup plus fort pour le cacao naturel, mais celui-ci est en notable proportion insoluble dans l'eau, tandis que les deux autres (Cacao au carbonate et Cacao Van Houten) sont plus solubles dans ce dissolvant. »

Il résulte des expériences de M. Bardy (p. 9 de son second Rapport), expériences confirmant ces conclusions, que « le traitement qu'a reçu le Cacao dans l'usine *Van Houten* a eu pour résultat d'augmenter dans une très forte proportion la solubilité des matières albuminoïdes (8, 70 pour cent, au lieu de 3,55), c'est-à-dire de les rendre plus assimilables (1). »

Il est vrai (et chacun peut le constater, même les plus ignorants) que le cacao Van Houten est en partie importante *insoluble* dans l'eau, aussi n'est-ce pas la solubilité dans le sens chimique proprement dit qu'on a voulu indiquer par ce mot scientifiquement impropre de *soluble*. Le public ne peut s'y tromper. Il constate tout de suite que le cacao n'est pas *soluble* à la façon du sel marin ou du sucre qui, traités par l'eau, s'y dissolvent sans résidu. Ce mot *soluble* ne peut donc vouloir signifier que mélangeable, émulsionable, divisible à l'infini dans l'eau chaude, de façon qu'une fois délayé aucune parcelle ne puisse en être saisie à l'œil ou à la main, ni tomber au fond du vase.

Il en est, en effet, ainsi du cacao Van Houten qui, délayé dans un peu d'eau chaude, non seulement ne présente plus de parcelles visibles à l'œil, mais presque au microscope.

Lorsqu'on place sous la lentille de l'instrument grossissant à 200 diamètres (ou 40 mille fois en surface) un peu de ce cacao délayé dans l'eau bouillante, on ne voit qu'un mélange homogène dans lequel l'œil ne saisit que très difficilement des parcelles séparées. C'est un état de division extrême de la matière, grossièrement comparable à celle que subit une substance soluble en poudre, lors-

(1) Nous ferons seulement une réserve sur cette dernière remarque de M. Bardy qu'un aliment est d'autant plus assimilable qu'il est plus soluble. Il est certain toutefois qu'un aliment digestible *soluble* est absorbé dans l'estomac ou la première partie de l'intestin et ne risque pas de passer, inutilisé, dans les excréments.

qu'on en voit disparaître sous l'œil les diverses parcelles.

De là ce mot *soluble* qui a été improprement employé, comme on dit improprement aussi, dans le langage vulgaire, *fondre du sucre*, ou *sucre fondu* pour *sucre dissous* ; comme les chimistes eux-mêmes disent à tort: *faire une solution d'empois* alors que l'on sait depuis les expériences de Payen, que l'amidon à l'état d'empois n'est pas sensiblement soluble dans l'eau. Mais les granules d'amidon ont disparu dans la pseudo-solution d'empois, de là ces mots impropres de *soluble* et de *dissolution*.

Nous pensons que cette division extrême du cacao Van Houten ne peut que contribuer à sa facile assimilation. Du reste le fait lui-même est reconnu par M. Riche. Il écrit, p. 29 de son Rapport imprimé:

Dans le **Cacao Van Houten** le Cacao étant très dissocié et les deux cinquièmes des corps gras étant enlevés, le marc est émulsionné par l'eau bouillante beaucoup plus rapidement que le cacao ordinaire et que le chocolat chez *lesquels les éléments du cacao sont à un état d'agglomération qui ne disparaît que par la continuation plus ou moins prolongée de l'action de l'eau bouillante.*

En conséquence nous répondrons à la **troisième question:** *Les modifications que l'on fait subir au Cacao Van Houten dans sa préparation ne le rendent pas sensiblement plus assimilable que le Cacao torréfié ordinaire. Elles le rendent toutefois un peu plus soluble, en le mettent dans un état de division parfaite qui ne peut que contribuer à augmenter sa digestibilité.*

*Signé;* ARMAND GAUTIER,
(de l'Institut).

IMPRIMERIE CHAIX, RUE BERGÈRE, 20, PARIS. — 10011-5-93. — (Encre Lorilleux).

www.ingramcontent.com/pod-product-compliance
Ingram Content Group UK Ltd.
Pitfield, Milton Keynes, MK11 3LW, UK
UKHW022154170726
13837UKWH00004B/1994

9 782329 313870